# Svežina na krožniku

Okusne in kreativne ideje za vsakodnevne in posebne priložnosti

Ana Salatna

# Povzetek

Hrustljava kremna solata ................................................................. 9

Bistro slanina solata ....................................................................... 11

Curry tunina solata ........................................................................ 13

Špinačna solata z brusnicami ........................................................ 15

Bermudska špinačna solata ........................................................... 17

Solata iz špinače in gob ................................................................. 19

Špinačna solatna poslastica .......................................................... 21

cesarska solata .............................................................................. 22

Solata iz pršuta, hrušk in karameliziranih oreščkov ..................... 25

Rimska solata in mandarine z makovim prelivom ....................... 27

Domača solata v stilu restavracije ................................................ 29

Špinačna solata .............................................................................. 31

Super seven špinačna solata ......................................................... 33

Slastna solata ................................................................................. 34

Solata iz špinače in ječmena ......................................................... 35

Solata iz jagod, kivija in špinače ................................................... 37

Solata iz špinače in granatnega jabolka ....................................... 38

Špinačna solata s poprovo žele omako ........................................ 39

Super enostavna solata iz špinače in paprike .............................. 40

Solata iz špinače, lubenice in mete ............................................... 41

Krasna solata iz granatnega jabolka ............................................. 43

Hrustljava jabolčno-mandljeva solata .......................................... 44

Uživajte z mandarino, gorgonzolo in mandlji .............................. 45

Romaine solata in ocvrte pomaranče ........................................... 46

Solata, ki povzroča odvisnost .................................................................. 47

Ohrovtova solata z granatnim jabolkom, sončničnimi semeni in rezinami mandljev ................................................................................ 49

Feta solata iz granatnega jabolka z Dijon limoninim vinaigretom ........ 51

Solata rukola, koromač in pomaranča ...................................................... 53

Avokado-lubenica špinačna solata ............................................................ 54

Solata iz avokada, ohrovta in kvinoje ....................................................... 55

Solata iz bučk s posebno omako ............................................................... 57

Solata iz zelenjave in slanine .................................................................... 59

Hrustljava kumarična solata ...................................................................... 61

Pisana solata iz zelenjave in sira ............................................................... 63

kremna kumarična solata .......................................................................... 65

Solata s slanino in brokolijem ................................................................... 67

Zelenjavna solata in koruzni kruh ............................................................ 69

Fižolova in zelenjavna solata ..................................................................... 71

Solata iz koruze in oliv ............................................................................... 73

Koruzna solata ............................................................................................ 75

Sveža madžarska solata .............................................................................. 77

Popolna mešanica paradižnika, kumar in čebule .................................... 79

Klasična kumarična solata ......................................................................... 81

Paradižnikova solata s češnjevim posipom .............................................. 83

Špargljeva solata ......................................................................................... 85

Testenine in črni fižol v solatah ................................................................ 87

Solata iz špinače in rdeče pese .................................................................. 89

Krompirjeva solata z balzamičnim kisom ............................................... 91

Marinirana paradižnikova solata .............................................................. 93

Okusna brokolijeva solata ......................................................................... 95

Italijanska koruzna solata z italijanskim prelivom .................. 97

Špargljevo-paprična solata .................. 98

Paradižnikova in bazilika solata .................. 100

Pisana vrtna solata .................. 102

Gobova solata .................. 104

Solata iz kvinoje, mete in paradižnika .................. 106

Recept za solato iz kislega zelja .................. 108

Hitra kumarična solata .................. 110

Paradižnikove rezine s smetanovo omako .................. 112

Solatni krožnik iz pese .................. 113

Solata s piščancem in špinačo .................. 115

Nemška kumarična solata .................. 117

Barvita citrusna solata z edinstvenim prelivom .................. 119

Solata iz krompirja, korenja in rdeče pese .................. 121

Solata iz špinače in robid .................. 122

Zelenjavna solata s švicarskim sirom .................. 124

Okusna korenčkova solata .................. 126

Marinirana zelenjavna solata .................. 128

Pečena pisana koruzna solata .................. 130

Kremna kumara .................. 132

Solata iz mariniranih gob in paradižnika .................. 134

Fižolova solata .................. 136

Pesna solata s česnom .................. 138

Vložena koruza .................. 139

Grahova solata .................. 141

Repa solata .................. 143

Solata iz jabolk in avokada .................. 145

Solata iz koruze, fižola in čebule ............ 147

Italijanska zelenjavna solata ............ 149

Morska solata ............ 151

Zelenjavna solata na žaru ............ 153

Okusna poletna koruzna solata ............ 155

Hrustljava grahova solata s karamelo ............ 157

Čarobna solata iz črnega fižola ............ 159

Zelo dobra grška solata ............ 161

Čudovita tajska kumarična solata ............ 163

Beljakovinsko bogata solata iz paradižnika in bazilike ............ 165

Hitra solata iz avokada in kumar ............ 167

Ječmenova solata s paradižnikom in feto ............ 169

Angleška solata iz kumar in paradižnika ............ 171

Babičina solata iz jajčevcev ............ 173

Solata s korenčkom, slanino in brokolijem ............ 175

Kumarično-paradižnikova solata s kislo smetano ............ 177

Tortelini solata s paradižnikom ............ 179

Brokoli in slanina v majonezni omaki ............ 182

Piščančja solata s kumarično kremo ............ 184

Zelenjava s hrenovo omako ............ 186

Solata iz sladkega graha in testenin ............ 188

Pisana feferoni solata ............ 190

Solata s piščancem, sušenimi paradižniki in pinjolami s sirom ............ 192

Mocarela in paradižnikova solata ............ 194

Pikantna solata iz bučk ............ 196

Paradižnikovo-špargljeva solata ............ 198

Kumarična solata z meto, čebulo in paradižnikom ............ 200

Adas Salatas .................................................................................. 202

ajvar ............................................................................................. 204

Bakdoonsiyyeh solata ................................................................. 206

Rellena solata ............................................................................. 207

Curtido solata ............................................................................. 209

Gado Gado solata ....................................................................... 211

Hobak Namulu ............................................................................ 213

Horiatiki solata ............................................................................ 215

Waldorfska piščančja solata ....................................................... 217

## Hrustljava kremna solata

sestavine

Skodelica majoneze

2 žlici. jabolčni kis

1 čajna žlička. Semena kumine

1 glava zelja, sesekljana

2 šalotki, sesekljani

2 zeleni jabolki, narezani na rezine

1 skodelica slanine

Sol in poper po okusu

Metoda

Majonezo zmešajte s semeni kumine in jabolčnim kisom. Ko je zmes dobro premešana, jo začinimo s sesekljanim zeljem, čebulo, zelenimi jabolki in kuhano slanino. Sestavine na tej točki dobro premešamo, začinimo po okusu, po potrebi posolimo in popopramo ter pustimo nekaj časa počivati preden postrežemo.

imeti!!

# *Bistro slanina solata*

sestavine

1 skodelica slanine

2 žlici. jabolčni kis

1 čajna žlička. Dijonska gorčica

Olivno olje

1 šopek misclun zelenjave

Sol in poper po okusu

1 jajce, poširano

Metoda

Najprej popražimo panceto, nato pa zmeljemo popraženo slanino. Zdaj v skledi zmešajte jabolčni kis, dijonsko gorčico, olivno olje, sol in poper. Ko vse te sestavine dobro premešate, zmešajte to mešanico z mesclun zelenjavo. Nato solato okrasimo s sesekljano slanino in poširanim jajcem.

imeti!!

## Curry tunina solata

sestavine

1 čajna žlička. curry v prahu

Rastlinsko olje

½ skodelice majoneze

Sok limete

Konzerva tune

2 rdeči čebuli, narezani

1 šopek koriandra

10-12 zlatih rozin

Sol in poper po okusu

Metoda

Kari pražen v rastlinskem olju in nato odstavljen, da se ohladi. V skledo dajte majonezo, limetin sok, sol in poper ter dobro premešajte. Zdaj vzemite pražen prah in to mešanico ter jo zmešajte s konzervirano melody, koriandrom, rdečo čebulo in rozinami. Dobro premešajte in nato postrezite slastno solato po svojem okusu in zanimivem okusu.

imeti!!

# Špinačna solata z brusnicami

sestavine

½ skodelice masla

Manj kot skodelica mandljev, blanširanih

Špinačo narežemo na koščke

Skodelica posušenih brusnic

1 čajna žlička. Sezamovo seme, praženo

1 čajna žlička. Makova semena

1/2 skodelice belega sladkorja

1 čebula, sesekljana

1 čajna žlička. paprika

Približno 1/2 kozarca belega kisa

jabolčni kis

1/2 skodelice rastlinskega olja

Metoda

Vzamemo ponev in na majhnem ognju stopimo maslo v olju, dodamo mandlje in jih prepražimo. In ko je popečen, ga pustimo, da se malo ohladi. Zdaj vzemite drugo srednjo skledo, zmešajte sezamovo seme, mak, sladkor, čebulo, beli kis, jabolčni kis in olje. Nato to mešanico vmešamo v špinačo in jo na koncu vlijemo v skledo praženih mandljev in suhih borovnic. Nato je solata pripravljena za postrežbo.

imeti!!

# *Bermudska špinačna solata*

sestavine

5-6 jajc

1/2 kg slanine

Približno dva kilograma drobno narezane špinače

3 krutoni

1 skodelica gob

1 čebula

Skodelica belega sladkorja

Rastlinsko olje

1 čajna žlička. Črni poper, mlet

semena zelene

1 čajna žlička. Dijonska gorčica

Metoda

V ponev damo jajca in ponev v celoti prekrijemo s hladno vodo, vodo zavremo, pustimo, da se jajce v vodi odstavi, ponev odstavimo in ohladimo. Ko se jajca ohladijo, jih olupimo in nasekljamo. Na tej točki v ponev damo slanino in jo kuhamo, dokler ne porjavi. Po kuhanju jih odcedimo. Zdaj vzemite preostale sestavine in dobro premešajte. Ko je solata dobro premešana, je pripravljena za postrežbo.

imeti!!

## *Solata iz špinače in gob*

sestavine

1 funt slanine, narezan na rezine

3 jajca

1 čajna žlička. beli sladkor

2-3 žlice. iz vode

2 žlici. jabolčni kis

Kilogram špinače

sol

Približno pol kilograma gob narežemo na rezine

Metoda

Vzemite večjo ponev in na srednjem ognju na olju prepražite rezine slanine. Ko se slanina zapeče, jo razdrobimo in odstavimo, slanino maščobo pustimo. Jajca dajte v ponev in jih pokrijte z vodo, nato pa vodo zavrite. Nato jajca vzamemo iz pečice in pustimo, da se ohladijo, jih olupimo in narežemo na rezine. Sedaj damo sladkor, vodo, kis in sol v ponev z mastjo in dobro segrejemo. Sedaj dajte vse špinačne sestavine v veliko skledo, premešajte in okusna solata je pripravljena za postrežbo.

imeti!!

# Špinačna solatna poslastica

sestavine

3 jajca

Poljska narezana slanina

Šopek očiščene in posušene špinače

Približno skodelico sladkorja

1/2 kozarca belega kisa

Skodelica rdečega vinskega kisa

3 zelene čebule

Metoda

V ponev damo jajca in jih prelijemo z dovolj hladne vode ter vodo zavremo tako, da pokrijemo lonec. Ko so jajca pripravljena, jih odstavimo, da se ohladijo, olupimo in narežemo na rezine ali kolesca. Zdaj vzemite grah v ponev in ga zavrite. Ko je slanina porjavela, jo prestavite v veliko skledo s špinačo in zeleno čebulo. Mast in ostale sestavine stresemo v skledo, dobro premešamo in solata je pripravljena za postrežbo.

imeti!!

## *cesarska solata*

Sestavine:

1 glava zelene solate

2 skodelici krutonov

Sok 1 limone

1 omaka Worcestershire Dash

6 strokov česna, mletega

1 žlica. Dijonska gorčica

½ skodelice oljčnega olja

¼ skodelice naribanega parmezana

Metoda

Krutone zdrobite v globoko skledo. Na stran. V skledi zmešajte gorčico, limonin sok in Worcestershire omako. V blenderju dobro premešajte in počasi dodajte olivno olje, dokler ne postane kremasto. Preliv prelijemo po solati. Dodamo krutone in sir ter dobro premešamo. Postrezite takoj.

imeti!

## *Solata iz pršuta, hrušk in karameliziranih oreščkov*

Sestavine:

2 skodelici pomarančnega soka

2 žlici. rdeči vinski kis

2 žlici. drobno sesekljano rdečo čebulo

1 žlica. beli sladkor

1 žlica. belo vino

1 skodelica orehov, prepolovljena

½ skodelice belega sladkorja

skodelico vode

¾ skodelice ekstra deviškega oljčnega olja

1 žlica. zmaga

2 hruški - olupljeni, razrezani in narezani na rezine

Šunka, narezana na tanke trakove - 1/4 kg

2 rimski srčki, oprani in raztrgani

Metoda

Najprej segrejte pomarančni sok v srednji ponvi na srednje močnem ognju in pogosto mešajte, dokler se ne zmanjša za 1/4. V blender dajte kis, čebulo, sladkor, vino, sol in poper. V ponvi proti prijemanju na zmernem ognju raztopite maslo in nadaljujte z mešanjem pri nizki hitrosti, odstranite pokrov in po vrhu pokapljajte olivno olje, da omaka postane emulgirana. Dodamo sladkor in vodo ter ob stalnem mešanju kuhamo. Na maslu 3 minute pražimo hruške in orehe. Odstranite z ognja in odstavite, da se ohladi. Dodajte vinaigrette. Zdaj postrezite na velikem italijanskem krožniku.

imeti!

## *Rimska solata in mandarine z makovim prelivom*

Sestavine:

6 rezin slanine

1/3 skodelice jabolčnega kisa

skodelico belega sladkorja

½ dl drobno sesekljane rdeče čebule

½ žličke Suha gorčica v prahu

čajna žlička. sol

½ dl rastlinskega olja 1 žlička. Makova semena

10 skodelic natrganih listov romaine

10 oz rezine mandarine, odcejene

¼ skodelice praženih mandljev

Metoda

Slanino prepražimo v ponvi. Odcedimo, zdrobimo in odstavimo. V posodo mešalnika dajte kis, sladkor, rdečo čebulo, gorčico v prahu in sol. Zmanjšajte hitrost mešalnika na srednje nizko. Vmešamo še mak, zdaj mešamo toliko časa, da postane omaka kremasta. V veliki skledi zmešajte rimsko solato z nadrobljeno slanino in mandarinami. Prelijemo z omako in takoj postrežemo.

imeti!

## *Domača solata v stilu restavracije*

Sestavine:

Zamenjajte dele

1 večja glava zelene solate - oplaknjena, posušena in narezana na koščke

4 oz kozarec pimenta, narezanega popra, odcejenega

2/3 skodelice ekstra deviškega oljčnega olja

1/3 skodelice rdečega vinskega kisa

1 čajna žlička. sol

1 ledena gora z veliko glavo - oplaknjena, posušena in narezana

14 unč srčkov artičoke, odcejenih in na četrtine narezanih

1 skodelica narezane rdeče čebule

čajna žlička. Mleti črni poper

2/3 skodelice sira - nariban parmezan

Metoda

Vse sestavine združite v skledo in dobro premešajte. Postrezite takoj.

imeti!

# Špinačna solata

Sestavine:

Zamenjajte dele

½ skodelice belega sladkorja

1 skodelica rastlinskega olja

2 žlici. Worcestershire omaka

1/3 skodelice kečapa

½ skodelice belega kisa

1 majhna čebula, sesekljana

450 g špinače - oplaknemo, osušimo in narežemo na grižljaje

4 unče narezanega odcejenega kostanja

5 rezin slanine

Metoda

Vse sestavine združite v skledo in dobro premešajte. Postrezite takoj.

imeti!

# *Super seven špinačna solata*

Sestavine:

6 oz. Spakirajte mlade špinačne liste

1/3 skodelice sira čedar

1 jabolko Fuji olupljeno, brez semen in narezano na kocke

1/3 skodelice sesekljane rdeče čebule

¼ skodelice sladkanih posušenih brusnic

1/3 skodelice narezanih mandljev

3 žlice. Makov solatni preliv

Metoda

Vse sestavine združite v skledo in dobro premešajte. Postrezite takoj.

imeti!

## *Slastna solata*

Sestavine:

8 skodelic listov mlade špinače

11 unč odcejenih mandarin

½ srednje velike rdeče čebule, narezane ločeno na kolobarje

1 skodelica feta sira

1 skodelica vinaigrette Balzamični solatni preliv

1 ½ skodelice sladkanih posušenih brusnic

1 skodelica narezanih medu praženih mandljev

Metoda

Vse sestavine združite v skledo in dobro premešajte. Postrezite takoj.

imeti!

## *Solata iz špinače in ječmena*

Sestavine:

16 oz paket surovih ječmenovih testenin

Paket 10 unč drobno sesekljanih listov mlade špinače

½ kilograma zdrobljenega feta sira

½ rdeče čebule, drobno sesekljane

skodelico pinjol

½ žličke Posušena bazilika

čajna žlička. Mleti beli poper

½ skodelice oljčnega olja

½ skodelice balzamičnega kisa

Metoda

Velik lonec rahlo osoljene vode zavremo. Prenesite v veliko skledo in dodajte špinačo, feto, čebulo, pinjole, baziliko in beli poper. Dodamo ječmen in kuhamo 8-10 minut, odcedimo in splaknemo s hladno vodo. Začinimo z oljčnim oljem in balzamičnim kisom. Ohladimo in postrežemo hladno.

imeti!

## Solata iz jagod, kivija in špinače

Sestavine:

2 žlici. Malinov kis

2 ½ žlici. Malinova marmelada

1/3 skodelice rastlinskega rastlinskega olja

8 skodelic špinače, oprane in narezane na velike koščke

½ skodelice sesekljanih orehov

8 jagod na štiri dele

2 olupljena in narezana kivija

Metoda

Vse sestavine združite v skledo in dobro premešajte. Postrezite takoj.

imeti!

## *Solata iz špinače in granatnega jabolka*

Sestavine:

1 10-unčna vrečka listov špinače, opranih in odcejenih

1/4 rdeče čebule, zelo tanko narezane

1/2 skodelice sesekljanih orehov

1/2 skodelice zdrobljene fete

1/4 skodelice kalčkov lucerne, neobvezno

1 granatno jabolko, olupljeno in brez semen

4 žlice. balzamični kis

Metoda

Špinačo damo v solatno skledo. Okrasite z rdečo čebulo, orehi, feto in kalčki. Po vrhu potresemo semena granatnega jabolka in začinimo z vinaigrette.

imeti!

# Špinačna solata s poprovo žele omako

Sestavine:

3 žlice. Nežen poprov žele

2 žlici. Olivno olje

1/8 žličke sol

2 skodelici listov mlade špinače

2 oz narezanega kozjega sira

1/8 žličke Dijonska gorčica

Metoda

Vse sestavine združite v skledo in dobro premešajte. Postrezite takoj.

imeti!

## Super enostavna solata iz špinače in paprike

Sestavine:

skodelico oljčnega olja

6 oz paket mlade špinače

½ skodelice sira - nariban parmezan

skodelico riževega kisa

1 sesekljana rdeča paprika

Metoda

Vse sestavine združite v skledo in dobro premešajte. Postrezite takoj.

imeti!

## *Solata iz špinače, lubenice in mete*

Sestavine:

1 žlica. Makova semena

¼ skodelice belega sladkorja 10 oz Vrečka špinačnih listov

1 skodelica jabolčnega kisa

skodelica Worcestershire omake

½ skodelice rastlinskega olja

1 žlica. sezamovo seme

2 skodelici na kocke narezane lubenice s semeni

1 skodelica sesekljanih listov mete

1 majhna rdeča čebula, narezana na tanke rezine

1 skodelica sesekljanih popečenih pekanov

Metoda

Vse sestavine združite v skledo in dobro premešajte. Postrezite takoj.

imeti!

## *Krasna solata iz granatnega jabolka*

Sestavine:

10 oz pločevinka odcejenih mandarin

10 oz listov mlade špinače

10 unč listov rukole

1 olupljeno granatno jabolko in odstranjene pečke

½ rdeče čebule na tanko narezane

Metoda

Vse sestavine združite v skledo in dobro premešajte. Postrezite takoj.

imeti!

## *Hrustljava jabolčno-mandljeva solata*

Sestavine:

Paket mešane solate 10 oz

1/2 skodelice narezanih mandljev

½ skodelice zdrobljenega feta sira

1 skodelica sesekljane jabolčne torte brez jedra

¼ skodelice narezane rdeče čebule

skodelica zlatih rozin

1 skodelica malinovega vinaigrette solatnega preliva

Metoda

Vse sestavine združite v skledo in dobro premešajte. Postrezite takoj.

imeti!

## Uživajte z mandarino, gorgonzolo in mandlji

Sestavine:

½ skodelice spenjenih, suho praženih mandljev

1 skodelica gorgonzole

2 žlici. rdeči vinski kis

11 oz mandarin, sok pridržan

2 žlici. Rastlinsko olje

12 oz mešana solata

Metoda

Vse sestavine združite v skledo in dobro premešajte. Postrezite takoj.

imeti!

## *Romaine solata in ocvrte pomaranče*

Sestavine:

½ skodelice pomarančnega soka

1 večja glava zelene solate - natrgajte, oprajte in posušite

3 pločevinke mandarin

1/2 skodelice narezanih mandljev

3 žlice. Olivno olje

2 žlici. rdeči vinski kis

½ žličke Mleti črni poper

čajna žlička. sol

Metoda

Vse sestavine združite v skledo in dobro premešajte. Postrezite takoj.

imeti!

## *Solata, ki povzroča odvisnost*

Sestavine:

1 skodelica majoneze

½ skodelice naribanega kremnega sira

½ skodelice naribanega korenja

¼ skodelice kremnega sira - nariban parmezan

2 žlici. beli sladkor

10 oz paket spomladanske mešanice solat

½ skodelice Majhni cvetovi cvetače Majhni

½ skodelice slanine

Metoda

V majhni skledi zmešajte 1/4 skodelice parmezana, sladkor in majonezo, dokler se dobro ne združijo. Pokrijte in hladite čez noč. V veliki servirni skledi zmešajte solato, koščke slanine, 1/2 skodelice korenja, parmezan, cvetačo. Tik pred serviranjem pomešamo s hladnimi začimbami.

imeti!

## *Ohrovtova solata z granatnim jabolkom, sončničnimi semeni in rezinami mandljev*

Sestavine:

½ kilograma zelja

1 ½ skodelice semen granatnega jabolka

5 žlic. Balzamični kis

3 žlice. ekstra deviško olivno olje

2 žlici. Sončnična semena

1/3 skodelice narezanih mandljev

5 žlic. Rižev kis začinjen s čilijem

Solimo po okusu

Metoda

Ohrovt operemo in otresemo odvečno vodo. Liste sesekljajte, dokler niso fini, a še vedno rahlo listnati. V veliki skledi zmešajte narezane mandlje, sesekljano zelje, semena granatnega jabolka in sončnična semena; vrzi združiti. Odstranite sredinska rebra in stebla. Zeljno zmes pokapljamo z oljčnim oljem, riževim in balzamičnim kisom ter premešamo. Za serviranje je začinjen s soljo.

imeti!

## *Feta solata iz granatnega jabolka z Dijon limoninim vinaigretom*

Sestavine:

10 oz paket mešane zelenjave za otroke

8 oz. Paket zdrobljenega feta sira

1 naribana in ožeta limona

1 čajna žlička. Dijonska gorčica

1 olupljeno granatno jabolko in odstranjene pečke

3 žlice. rdeči vinski kis

3 žlice. Ekstra deviško olivno olje

Sol in poper po okusu

Metoda

Solato, feta sir in semena granatnega jabolka damo v večjo skledo. Nato v ločeni veliki skledi zmešajte limonin sok in lupinico, kis, gorčico, sol, olivno olje in poper. Mešanico prelijemo čez solato in premešamo. Zdaj morate takoj kopati.

imeti!

## Solata rukola, koromač in pomaranča

Sestavine:

½ žličke Mleti črni poper

skodelico oljčnega olja

1 šop raket

1 žlica. srček

1 žlica. Limonin sok

½ žličke sol

2 Olupljena in narezana pomaranča

1 koromač, narezan na tanke rezine

2 žlici. Narezane črne olive

Metoda

Vse sestavine združite v veliko skledo in dobro premešajte. Postrezite takoj.

imeti!

## *Avokado-lubenica špinačna solata*

Sestavine:

2 velika avokada, olupljena, brez koščic in narezana na kocke

4 skodelice narezane lubenice

4 skodelice listov špinače

1 skodelica vinaigrette Balzamični solatni preliv

Metoda

Vse sestavine združite v veliko skledo in dobro premešajte. Postrežemo hladno.

imeti!

## *Solata iz avokada, ohrovta in kvinoje*

sestavine

2/3 skodelice kvinoje

1 šop ohrovta, narezan na grižljaj

½ avokada, olupljenega in narezanega na kocke

1/3 skodelice rdeče paprike, sesekljane

½ skodelice kumare, narezane na kocke

2 žlici. Rdeča čebula, drobno sesekljana

1 1/3 skodelice vode

1 žlica. Zdrobljena feta

Za oblačenje

¼ skodelice oljčnega olja 2 žlici. Limonin sok

1 ½ žlice. Dijonska gorčica

čajna žlička. Morska sol

čajna žlička. Črni poper, sveže mlet

Metoda

V lonec dodajte kvinojo in vodo. Zavremo. Ogenj zmanjšamo in kuhamo 15-20 minut. Pusti na stran. Ohrovt dušimo 45 sekund. V skledi stepemo vse sestavine za omako. Zmešajte ohrovt, kvinojo, avokado in ostale sestavine ter vmešajte v solatni preliv.

imeti!

## *Solata iz bučk s posebno omako*

sestavine

6 majhnih bučk na tanke rezine

½ skodelice zelene paprike, sesekljane

½ skodelice čebule, narezane na kocke

½ skodelice zelene, narezane na kocke

1 kozarec Pimientos, odcejen in narezan na kocke

2/3 skodelice kisa

3 žlice. beli kis

1/3 skodelice rastlinskega rastlinskega olja

½ skodelice sladkorja

½ žličke Poper

½ žličke sol

Metoda

Zmešajte vso zelenjavo v srednji skledi in jo odstavite. Vse ostale sestavine zmešajte v predušnem kozarcu s pokrovom. Mešanico močno pretresemo in z njo prelijemo zelenjavo. Zelenjavo nežno premešajte. Pokrijte in pustite v hladilniku čez noč ali vsaj 8 ur. Postrežemo hladno.

imeti!

## Solata iz zelenjave in slanine

sestavine

3 skodelice sesekljanega brokolija

3 skodelice sesekljane cvetače

3 skodelice sesekljane zelene

6 rezin slanine

1 1/2 skodelice majoneze

skodelica parmezana

1 paket zamrznjenega graha, odmrznjenega

1 skodelica sladkanih posušenih brusnic

1 skodelica španskih arašidov

2 žlici. naribano čebulo

1 žlica. beli kis

1 čajna žlička. sol

¼ skodelice belega sladkorja

Metoda

Slanino prepražimo v veliki globoki ponvi do zlato rjave barve. Položimo ga na krožnik in zdrobimo. V veliki skledi zmešajte brokoli, cvetačo, grah, brusnice in zeleno. V drugi skledi zmešamo sir, majonezo, čebulo, sladkor, kis in sol. Mešanico prelijemo čez zelenjavo. Vanj potresemo orehe, slanino in dobro zapečemo. Postrezite takoj ali hladno.

imeti!

## *Hrustljava kumarična solata*

sestavine

2 četrtini majhnih kumaric, narezanih z lupino

2 čebuli, narezani na tanke rezine

1 skodelica kisa

1 ¼ skodelice sladkorja

1 žlica. sol

Metoda

V skledi zmešajte čebulo, kumaro in sol ter pustite namakati 3 ure. Vzemite lonec in dodajte kis ter pustite, da se segreje. Dodamo sladkor in nenehno mešamo, dokler se sladkor ne raztopi. Kumaro odstranite iz namočene zmesi in odcedite odvečno tekočino. Dodajte kumaro mešanici kisa in premešajte. Zmes dajte v vrečke za zamrzovanje ali plastične posode. Zamrzni ga. Odmrznemo in postrežemo hladno.

imeti!

## *Pisana solata iz zelenjave in sira*

sestavine

1/3 skodelice rdeče ali zelene paprike, narezane na kocke

1 skodelica zelene, narezane na kocke

1 paket zamrznjenega graha

3 sladke kisle kumarice, drobno sesekljane

6 solat

2/3 skodelice majoneze, skodelice cheddar sira, narezanega na kocke

Poper, sveže mlet

Solimo po okusu

Metoda

Vzemite veliko skledo. Zmešajte majonezo, poper in sol. Mešanici dodajte rdečo ali zeleno papriko, kisle kumarice, zeleno in grah. Vse sestavine dobro premešamo. Mešanici dodajte sir. Hladimo 1 uro. Solatne liste položimo na solatni krožnik in zmes naložimo na liste.

imeti!

## *kremna kumarična solata*

sestavine

9 skodelic kumar, olupljenih in narezanih na tanke rezine,

8 zelenih čebul, sesekljanih

čajna žlička. Ščepec soli

čajna žlička. Začinjena česnova sol

½ skodelice jogurta

½ skodelice majoneze z nizko vsebnostjo maščob

čajna žlička. Poper

2 kapljici čilijeve omake

¼ skodelice evaporiranega mleka

¼ skodelice jabolčnega kisa

skodelico sladkorja

Metoda

Vzemite veliko skledo. V skledo dajte kumare, zeleno čebulo, čebulno sol, česnovo sol in jogurt ter dobro premešajte. Zmešajte majonezo, poper, poprovo omako, mleko, kis, sladkor in oblikujte homogeno zmes. Omako razporedite po mešanici kumar. Dobro premešamo, da je vsa zelenjava prekrita z omako. Solato hladite 4 ure. Postrežemo hladno.

imeti!

## *Solata s slanino in brokolijem*

sestavine

1 glavica brokolija, narezana na grižljaje

10 rezin slanine

¼ skodelice rdeče čebule, sesekljane

½ skodelice rozin

3 žlice. beli kis

1 skodelica majoneze

1 skodelica sončničnih semen

2 žlici. beli sladkor

Metoda

Pridobite veliko ponev. Slanino pražimo toliko časa, da se enakomerno zlato zapeče. Zdrobite in odstavite. Brokoli, rozine in čebulo dajte v skledo in premešajte. Vzemite majhno skledo in zmešajte majonezo, kis in sladkor. Prestavimo ga k mešanici brokolija in premešamo. Hladimo dve uri. Pred serviranjem dodamo slanino in sončnična semena.

imeti!

## *Zelenjavna solata in koruzni kruh*

sestavine

1 skodelica koruznega kruha, grobo nadrobljenega

1 pločevinka cele koruze, odcejene

½ skodelice čebule, sesekljane

½ skodelice kumare, sesekljane

½ skodelice sesekljanega brokolija

½ skodelice sesekljane zelene paprike in sladke rdeče paprike

½ skodelice paradižnika s semeni, narezanega

½ skodelice popra

Ranch solatni preliv

Sol in poper po okusu

Solatni listi

Metoda

Vzemite veliko skledo. Dodajte koruzni kruh in zelenjavo. Mešanico prelijemo. Po mešanici potresemo solatni preliv. Solimo in popramo po okusu. Ponovno ga zaženite. Mešanico pokrijte in postavite v hladilnik za vsaj 4 ure. Solato položimo na liste solate in postrežemo.

imeti!

## Fižolova in zelenjavna solata

sestavine

2 pločevinki cele koruze, odcejene

1 pločevinka črnega fižola, opranega in odcejenega

8 zelenih čebul, sesekljanih

2 jalapeno papriki, brez semen in drobno narezani

1 zelena paprika, narezana na tanke rezine

1 avokado, olupljen in narezan na kocke

1 kozarec paprike plus

3 paradižniki, narezani

1/2 skodelice italijanskega solatnega preliva

1/2 žličke začinjena česnova sol

1 skodelica sesekljanega cilantra

1 limeta, stisnjena

Metoda

V veliki skledi zmešajte črni fižol in koruzo. Dodajte zeleno čebulo, papriko, jalapeno papriko, piment, avokado in paradižnik ter premešajte. Mešanici dodajte koriander, limetin sok in italijanski preliv. Za začimbo dodajte česnovo sol. Vrzi v desno. Postrežemo hladno.

imeti!

## *Solata iz koruze in oliv*

sestavine

1 paket zamrznjene koruze

3 trdo kuhana jajca

½ skodelice majoneze

1/3 skodelice oliv, polnjenih s papriko Pi

2 žlici. Drobnjak, sesekljan

½ žličke Čili v prahu

čajna žlička. Kumina v prahu

1/8 žličke sol

Metoda

V veliki skledi zmešajte koruzo, narezana jajca in olive. V srednji skledi zmešajte majonezo in druge začimbe. Koruzni mešanici dodajte majonezo.

Dobro premešamo, da sta vsa zelenjava in koruza prekriti z majonezo.

Pokrijte skledo. Za 2 uri postavimo v hladilnik. Postrežemo hladno.

imeti!

## *Koruzna solata*

sestavine

6 Koruza, očiščena, oprana in odcejena

3 veliki paradižniki

1 čebula, narezana na tanke rezine

skodelica sesekljane bazilike

2 žlici. beli kis

skodelico oljčnega olja

Sol in poper po okusu

Metoda

Semena skuhamo v loncu z vrelo vodo, odcedimo in pustimo, da se ohladijo. Izrežite jedrca iz storža. Vzemite veliko skledo za solato. Zmešamo koruzo, baziliko, čebulo, paradižnik, kis, sol in poper ter olje. Vrzi v desno. Postrežemo hladno.

imeti!

## *Sveža madžarska solata*

sestavine

1 paket zamrznjene zelenjave, odmrznjene

1 skodelica cvetače

1/2 skodelice narezane zelene čebule

1/2 skodelice oliv, polnjenih z narezano papriko

1/4 skodelice repičnega olja

3 žlice. beli kis

1/4 žličke Poper

1 čajna žlička. začinjena česnova sol

Metoda

V veliki skledi zmešajte zamrznjeno zelenjavo, cvetačo, čebulo in olive. V mešalniku zmešajte olje, česen, sol, kis in poper. Zelenjavno mešanico prelijemo s solatnim prelivom. Vrzi v desno. Pred serviranjem hladite 2 uri. Postrezite v lepi skledi.

imeti!

## *Popolna mešanica paradižnika, kumar in čebule*

sestavine

2 veliki kumari, prepolovljeni in semena

1/3 skodelice rdečega vinskega kisa

1 žlica. beli sladkor

1 čajna žlička. sol

3 velike paradižnike narezane na koščke

2/3 dl drobno sesekljane rdeče čebule

Metoda

Zmešajte vse sestavine in pustite čez noč v hladilniku. Postrežemo hladno.

imeti!

## *Klasična kumarična solata*

sestavine

2 veliki kumari, olupljeni in narezani

1 velika sladka čebula, narezana

2 čajni žlički soli

¼ skodelice sesekljanega korenja

1/3 skodelice kisa

1 čajna žlička. mleti ingver

5 žličk belega sladkorja

čajna žlička. grobi črni poper

Metoda

Vse sestavine zmešajte in pustite, da se kumare čez noč marinirajo v hladilniku. Postrežemo hladno.

imeti!

# *Paradižnikova solata s češnjevim posipom*

sestavine

4 skodelice razpolovljenih češnjevih paradižnikov

¼ skodelice rastlinskega olja

3 žlice. jabolčni kis

1 čajna žlička. posušeno

1 čajna žlička. posušena bazilika

1 čajna žlička. posušen origano

½ žličke sol

1 čajna žlička. beli sladkor

Metoda

Vse sestavine zmešamo v skledi in odstavimo, da se paradižnik malo zmehča. Dobro premešamo in takoj postrežemo.

imeti!

# Špargljeva solata

sestavine

1 ½ funta špargljev, olupljenih in narezanih na 2-palčne kose

1 žlica. Rižev kis

1 čajna žlička. rdeči vinski kis

1 čajna žlička. Sojina omaka

1 čajna žlička. beli sladkor

1 čajna žlička. Dijonska gorčica

2 žlici. Arašidovo olje

1 žlica. sezamovo olje

1 žlica. sezamovo seme

Metoda

V kozarec s pokrovom dajte rižev kis, sojino omako, rdeči vinski kis, sladkor in gorčico ter dobro premešajte. Počasi dodajajte arašidovo olje in sezamovo olje, nenehno mešajte, dokler ne postane gladka. Pusti na stran. Šparglje skuhamo v vreli vodi in odcedimo. Šparglje dajte v večjo skledo. Potresemo jih s solatnim prelivom. Po vrhu potresemo sezamova semena in premešamo. Postrezite takoj.

imeti!

## *Testenine in črni fižol v solatah*

sestavine

6 unč kuhanih in odcejenih majhnih testenin conchiglia

1 pločevinka oprane in odcejene čičerike

1 skodelica narezane zelene čebule

¾ skodelice na kocke narezane in olupljene kumare

¾ skodelice narezanega paradižnika

¾ skodelice sesekljane zelene paprike

1 majhna jalapeno paprika, sesekljana

Za omako:

3 žlice. Repično olje

¼ kozarca rdečega vinskega kisa

1 čajna žlička. Posušena bazilika

1 čajna žlička. Čili omaka

1 čajna žlička. Čili v prahu

1 čajna žlička. sladkor

½ žličke Začinjena sol

Metoda

V skledi zmešajte testenine, grah, zeleno čebulo, kumaro, paradižnik, zeleno papriko in jalapeno poper. Začimbe zmešamo in posolimo. Omako prelijemo po zelenjavni mešanici. Vrzi v desno. Postrežemo hladno.

imeti!

## *Solata iz špinače in rdeče pese*

sestavine

½ kg mlade špinače, oprane in posušene

1 skodelica orehov, grobo sesekljanih

2 ½ žlici. beli sladkor

1/3 vložene rdeče pese

¼ skodelice jabolčnega kisa

½ žličke Česen v prahu

1 čajna žlička. Granule piščančje juhe

4 unče kozjega sira, pire

½ žllčke Črni poper

½ žličke sol

¼ skodelice rastlinskega olja

Metoda

V kozici karameliziramo orehe, ki jih z malo sladkorja segrejemo na močnem ognju. Peso v kuhinjskem robotu zmešajte z jabolčnim kisom, česnom v prahu, zrnci jušne osnove, soljo, drugim sladkorjem in poprom. Prilijemo olje in ponovno premešamo do gladkega. Zmešajte orehe in špinačo, obloženo s sladkorjem, ter pokapajte s prelivom. Potresemo s sirom in takoj postrežemo.

imeti!

## *Krompirjeva solata z balzamičnim kisom*

sestavine

10 rdečih krompirjev, kuhanih in narezanih na kocke

1 čebula, narezana na tanke rezine

1 pločevinko srčkov artičok narežite na četrtine

½ skodelice rdeče paprike, pražene in nato narezane na kocke

1 pločevinka črnih oliv

½ skodelice balzamičnega kisa

1 čajna žlička. Posušen origano

1 čajna žlička. Posušena bazilika

½ žličke Gorčlčni prah

3 čajne žličke olivnega olja

2 žlici. Svež peteršilj

Metoda

Vse sestavine združite v skledo in dobro premešajte, da so vse sestavine prekrite s kisom. Hladite 2-4 ure. Postrežemo hladno.

imeti!

## *Marinirana paradižnikova solata*

sestavine

3 paradižniki

2 žlici. Sesekljano čebulo

1 žlica. Sveža bazilika

1 žlica. Svež peteršilj

½ stroka česna

1/3 skodelice olivnega olja

1/4 skodelice rdečega vinskega kisa

1/4 žličke Poper

Solimo po okusu

Metoda

Vzemite velik krožnik in nanj položite paradižnik. Vzamemo kozarec s pokrovom in vanj stresemo sesekljan kis, olje, baziliko, peteršilj, česen in poper ter močno pretresemo, da se vse sestavine dobro premešajo. Mešanico začinite s ščepcem soli ali po svojem okusu. Mešanico prelijemo čez paradižnik. Tesno pokrijte in postavite v hladilnik čez noč ali vsaj 4 ure. Postrežemo hladno.

imeti!

## *Okusna brokolijeva solata*

sestavine

1 ½ kilograma svežega brokolija, narezanega na cvetove

3 stroki česna

2 žlici. Limonin sok

2 žlici. Rižev kis

½ žličke Dijonska gorčica

Čilijevi kosmiči po okusu

1/3 skodelice olivnega olja

Sol in sveže mlet črni poper po okusu

Metoda

V lonec prilijemo malo vode in posolimo. Zavremo in dodamo cvetove. Kuhajte približno 5 minut in odcedite. V manjšo skledo dodamo česen, kis, limonin sok, gorčico, olje in čili ter močno stepamo. Začinimo s soljo in poprom. Prelijemo jo čez brokoli in dobro premešamo. Pustite na sobni temperaturi 10 minut in nato v hladilniku 1 uro. Postrežemo hladno.

imeti!

## *Italijanska koruzna solata z italijanskim prelivom*

sestavine

1 pločevinka cele koruze

1 skodelica svežega paradižnika, narezanega

1 skodelica kumare, olupljene in narezane

½ skodelice sesekljane zelene

½ skodelice zelene ali sladke rdeče paprike

2 zeleni čebuli

½ skodelice italijanskega solatnega preliva

Metoda

V skledo damo koruzo in eno za drugo dodajamo zelenjavo. Vrzi v desno.

Italijanski solatni preliv vlijemo v steklenico in ponovno premešamo. Pokrijte in hladite nekaj ur. Postrežemo hladno.

imeti!

# Špargljevo-paprična solata

sestavine

1 ½ svežih špargljev odstranimo konce in narežemo na majhne koščke

2 rumeni papriki, brez semen in narezani

¼ skodelice narezanih mandljev, popečenih

1 rdeča čebula

3 žlice. Dijonska gorčica ¼ skodelice olivnega olja ½ skodelice parmezana 3 stroki mletega česna

2 žlički limetinega soka 2 žlički sladkorja 1 žlička. pekoča omaka Po okusu zmešamo solatne prelive

Metoda

Vzamemo pekač in v eno plast razporedimo šparglje in papriko. Zelenjavo pokapljamo z olivnim oljem. Nastavite na 400 stopinj F ali 200 stopinj C in predhodno segrejte pečico. Pekač postavite na mesto in pecite 8-10 minut. Zelenjavo občasno obrnite. Ohladite in zelenjavo prenesite v veliko skledo.

Dodamo sir, čebulo, pražene mandlje. Preostanek oljčnega olja, gorčico v prahu, sladkor, pekočo omako, limetin sok in solatni preliv stepemo.

Potresemo po zelenjavi in premešamo. Postrezite takoj.

imeti!

## *Paradižnikova in bazilika solata*

sestavine

3 skodelice kuhanega riža

1 kumaro brez semen in narezano na kocke

1 rdeča čebula

2 paradižnika

2 žlici. Olivno olje

2 žlici. jabolčni kis

1 čajna žlička. Sveža bazilika

čajna žlička. Poper

½ žličke sol

Metoda

Vzemite veliko skledo in dajte riž, kumare, čebulo, paradižnik in jih premešajte. V kozarcu s pokrovom zmešamo olivno olje, jabolčni kis, baziliko in močno premešamo. Solimo in popramo po okusu. Potresemo po riževi mešanici in dobro premešamo. Pred serviranjem hladite nekaj ur.

imeti!

## *Pisana vrtna solata*

sestavine

5 žlic. rdeči vinski kis

3 žlice. Olje grozdnih pešk

1/3 skodelice sesekljanega svežega cilantra

2 limeti

1 čajna žlička. Beli sladkor 2 stroka sesekljanega česna

1 paket zamrznjenih olupljenih zelenih sojinih zrn

1 pločevinka črnega fižola

3 skodelice zamrznjenih koruznih zrn

1 liter češnjevih paradižnikov razdelite na štiri dele

4 tanko narezane zelene čebule

čajna žlička. sol

Metoda

V kozarcu s pokrovom ali v veliki skledi zmešajte kis, olje, limetin sok, koriander, česen, sladkor in sol, dokler ni gladka. Pusti na stran. Sojo kuhajte do kuhanja. Koruzo kuhajte 1 minuto. Sojo in koruzo odcedimo iz vode in ju prestavimo v večjo skledo. Dodajte omako. Previdno vrzi. Mešanici dodamo paradižnik, čebulo in premešamo. Mešanico pokrijte. Hladite 2-4 ure. Postrežemo hladno.

imeti!

## *Gobova solata*

sestavine

1 kilogram svežih gob

1 čebula, drobno narezana in ločena na kolobarje

Sladka rdeča paprika, narezana na kocke, pest

2/3 skodelice pehtranovega kisa

½ skodelice olja oljne repice

1 žlica. sladkor

1 strok česna

Kanček čilijeve omake

1 ½ čajne žličke. sol

2 žlici. vodo

Metoda

Dodajte vso zelenjavo in druge sestavine v veliko skledo, razen paprike, gob in čebule. Dobro jih premešamo. Zmesi dodamo gobe in čebulo ter nežno mešamo, da se vse sestavine dobro premešajo. Skledo pokrijemo in postavimo v hladilnik čez noč ali za 8 ur. Pred serviranjem solato potresemo z rdečo papriko.

imeti!

## *Solata iz kvinoje, mete in paradižnika*

sestavine

1 ¼ skodelice kvinoje 1/3 skodelice rozin 2 paradižnika 1 sesekljana čebula

10 redkev ½ kumare, 1/2, narezane na kocke

2 žlici. Rahlo pražene mandljeve rezine

skodelico sveže sesekljane mete

2 žlici. Drobno sesekljan svež peteršilj

1 čajna žlička. Skodelica mletega soka kumine limete 2 žlici. Sezamovo olje 2 ½ skodelice vode Sol po okusu

Metoda

Vzemite lonec in dodajte vodo in ščepec soli. Zavremo ter dodamo kvinojo in rozine. Pokrijte in dušite 12-15 minut. Odstranite z ognja in pustite, da se ohladi. Kvinojo odcedimo in jo prestavimo v skledo. V srednje veliki skledi zmešajte čebulo, redkev, kumare, mandlje in paradižnik. Previdno vrzi.

Dodajte kvinojo. Začinimo z začimbami, oljem in dišavnicami. Solimo po okusu. Hladimo 2 uri. Postrežemo hladno.

imeti!

## *Recept za solato iz kislega zelja*

sestavine

1 kozarec kislega zelja dobro operemo in odcedimo

1 skodelica naribanega korenja

1 skodelica sesekljane zelene paprike

1 kozarec narezanih in odcejenih pimientov

1 skodelica sesekljane zelene

1 skodelica sesekljane čebule

skodelico sladkorja

½ skodelice olja oljne repice

Metoda

Vse sestavine združite v veliko skledo in dobro premešajte. Skledo pokrijemo s pokrovom in postavimo v hladilnik čez noč ali za 8 ur. Postrežemo hladno.

imeti!

## Hitra kumarična solata

sestavine

4 paradižnike, narezane na 8 rezin

2 veliki kumari, olupljeni in na tanko narezani

¼ skodelice sesekljanega svežega cilantra

1 velika rdeča čebula, drobno sesekljana

1 sveža limeta, stisnjena

Solimo po okusu

Metoda

Narezane kumare, paradižnik, rdečo čebulo in koriander dajte v veliko skledo in dobro premešajte. Zmesi dodajte limetin sok in nežno premešajte, da je vsa zelenjava prekrita z limetinim sokom. Mešanico posolimo. Postrežemo takoj, lahko pa tudi v hladilniku.

imeti!

## *Paradižnikove rezine s smetanovo omako*

sestavine

1 skodelica majoneze

½ skodelice pol in pol smetane

6 paradižnikov, narezanih

1 rdeča čebula narezana na tanke kolobarje

čajna žlička. Posušena bazilika

Nekaj listov zelene solate

Metoda

Združite majonezo in pol smetane in pol ter dobro stepite. Dodajte polovico bazilike. Mešanico pokrijte in ohladite. Vzamemo krožnik in ga obložimo z listi solate. Razporedite rezine paradižnika in čebulne kolobarje. Hladen preliv prelijemo po solati. Nato potresemo s preostankom bazilike. Postrezite takoj.

imeti!

## *Solatni krožnik iz pese*

sestavine

4 šopke sveže pese, ki jim odstranimo stebla

2 glavici belgijske endivije

2 žlici. Olivno olje

1 lb mešanice spomladanske solate

1 žlica. Limonin sok

2 žlici. beli kis

1 žlica. srček

2 žlici. Dijonska gorčica

1 čajna žlička. Posušen timijan

½ skodelice rastlinskega olja

1 skodelica zdrobljenega feta sira

Sol in poper po okusu

Metoda

Peso rahlo namažite z rastlinskim oljem. Pečemo približno 45 minut v predhodno ogreti pečici, 450 F ali 230 C. Rdečo peso olupimo in narežemo na kocke. V mešalniku zmešajte limonin sok, gorčico, med, kis in timijan ter premešajte. Med delovanjem blenderja postopoma dodajajte olivno olje. Solimo in popramo po okusu. Solato, zadostno količino preliva damo v solatno skledo in dobro premešamo. Endivijo položimo na krožnik. Zložite zeleno solato. Okrasimo s kockami rdeče pese in feta sirom.

imeti!

## Solata s piščancem in špinačo

sestavine

5 skodelic kuhanega in na kocke narezanega piščanca

2 skodelici zelenega grozdja, prerezanega na pol

1 skodelica rdečega graha

2 skodelici pakirane narezane špinače

2½ skodelice na tanke rezine narezane zelene

7oz. Spiralno kuhani ali komolčni makaroni

1 kozarec mariniranih srčkov artičok

½ kumare

3 narezane zelene čebule s pokrovom

Veliki špinačni listi, po želji

Pomarančne rezine, po želji

Za omako:

½ skodelice olja oljne repice

skodelico sladkorja

2 žlici. beli kis

1 čajna žlička. sol

½ žličke Posušena mleta čebula

1 čajna žlička. Limonin sok

2 žlici. Svež sesekljan peteršilj

Metoda

V veliki skledi zmešajte piščanca, grah, špinačo, grozdje, zeleno, srčke artičok, kumare, mlado čebulo in kuhane testenine ter jih premešajte. Pokrijte in postavite v hladilnik za nekaj ur. Ostale sestavine zmešajte v ločeni posodi in ohladite v posodi s pokrovom. Preliv pripravimo tik preden solato postrežemo, tako da vse sestavine zmešamo in dobro premešamo. Sestavine zmešamo in dobro premešamo ter takoj postrežemo.

imeti!

# Nemška kumarična solata

sestavine

2 veliki nemški kumari, narezani na tanke rezine

½ narezane čebule

1 čajna žlička. sol

½ skodelice kisle smetane

2 žlici. beli sladkor

2 žlici. beli kis

1 čajna žlička. Posušen koper

1 čajna žlička. Posušen peteršilj

1 čajna žlička. Metoda paprike

Na krožnik razporedimo kumare in čebulne kolobarje. Zelenjavo posolimo in pustimo počivati vsaj 30 minut. Po mariniranju iz kumar iztisnite odvečni sok. Kislo smetano, kis, koper, peteršilj in sladkor zmešamo v posodi s kisom, koprom in peteršiljem. S to omako prelijemo rezine kumare in čebule.

Hladite čez noč ali vsaj 8 ur. Potresemo po solati tik pred serviranjem.

imeti!

# *Barvita citrusna solata z edinstvenim prelivom*

sestavine

1 pločevinka mandarin ¼ skodelice sesekljanega svežega peteršilja

Listna solata, po želji

½ olupljene in narezane grenivke

½ majhne kumare

1 majhen paradižnik, narezan

½ majhne rdeče čebule

½ žličke rjavi sladkor

3 žlice. Francoski ali italijanski solatni preliv

1 čajna žlička. Limonin sok

1 ščepec posušenega pehtrana

1 čajna žlička. Posušena bazilika

čajna žlička. Poper

Metoda

Pomaranče dajte v majhno skledo, potem ko ste odcedili sok, in jih pustite na stran. Rezervirajte sok. Vzemite majhno skledo in dodajte peteršilj, baziliko, pehtran, solatni preliv, limonin sok, pomarančni sok, rjavi sladkor in poper. Zmes stepajte, dokler ni gladka. Solatne liste položimo na krožnik. Sadeže razporedite enega za drugim. Sadje prelijemo z omako in postrežemo.

imeti!

## *Solata iz krompirja, korenja in rdeče pese*

sestavine

2 pesi, kuhani in narezani

4 majhne krompirje, kuhane in narezane na kocke

2 manjša korenčka kuhana in narezana

3 zelene čebule, sesekljane

3 majhne kumare kopra, narezane na kocke

¼ skodelice rastlinskega olja

2 žlici. šampanjskega kisa

Solimo po okusu

Metoda

Vse sestavine združite in dobro premešajte, da se okusi premešajo. Ohladite nekaj ur in postrezite zelo hladno.

imeti!

## *Solata iz špinače in robid*

sestavine

3 skodelice mlade špinače, oprane in odcejene

1 pol litra svežih robid

1 pol litra češnjevih paradižnikov

1 zelena čebula, narezana

¼ skodelice sesekljanih orehov

6 oz zdrobljenega feta sira

½ skodelice užitnih cvetov

Slanina ali balzamični kis po vaši izbiri

Metoda

Špinačo, robide, češnjeve paradižnike, mlado čebulo in orehe zmešajte skupaj. Dodamo sir in ponovno premešamo. Ta solata je odličnega okusa; s solatnim prelivom ali brez. Če želite dodati omako, uporabite slanino omako po izbiri ali veliko balzamičnega kisa. Pred serviranjem okrasite z vašimi najljubšimi rožami.

imeti!

## *Zelenjavna solata s švicarskim sirom*

sestavine

1 skodelica zelene čebule, narezane na rezine

1 skodelica zelene, narezane na rezine

1 skodelica zelene paprike

1 skodelica oliv, polnjenih s čilijem

6 skodelic sesekljane zelene solate

1/3 skodelice rastlinskega rastlinskega olja

2 skodelici naribanega švicarskega sira

2 žlici. rdeči vinski kis

1 žlica. Dijonska gorčica

Sol in poper po okusu

Metoda

V solatni skledi zmešajte oljke, čebulo, zeleno in zeleno papriko ter dobro premešajte. V majhni skledi zmešajte olje, gorčico in kis. Začimbo začinimo s soljo in poprom. Z omako pokapljamo zelenjavo. Hladite čez noč ali nekaj ur. Pred serviranjem krožnik obložimo s solatnimi listi. Zmešajte sir z zelenjavo. Na solato položimo solato. Vrh potresemo z naribanim sirom. Postrezite takoj.

imeti!

## Okusna korenčkova solata

sestavine

2 lbs Korenje, olupljeno in narezano na tanke diagonalne rezine

½ skodelice mandljevih kosmičev

1/3 skodelice posušenih brusnic

2 skodelici rukole

2 mleta stroka česna

1 zavitek danskega modrega sira, zdrobljen

1 žlica. jabolčni kis

¼ skodelice ekstra deviškega oljčnega olja

1 čajna žlička. srček

1-2 ščepca svežega črnega popra

Solimo po okusu

Metoda

V skledi zmešajte korenje, česen in mandlje. Dodamo malo olivnega olja in dobro premešamo. Solimo in popramo po okusu. Zmes preložimo v pekač in pečemo v ogreti pečici 30 minut na 400 stopinj ali 200 stopinj. Ko rob porjavi, vzamemo iz pečice in ohladimo. Korenčkovo mešanico prestavimo v skledo. Dodajte med, kis, brusnice in sir ter dobro premešajte. Vmešajte rukolo in takoj postrezite.

imeti!

# *Marinirana zelenjavna solata*

sestavine

1 pločevinka drobnega graha, odcejenega

1 pločevinka francoskega stročjega fižola, odcejena

1 pločevinka bele koruze ali čevljarja, odcejena

1 srednja čebula na tanko narezana

¾ skodelice sesekljane zelene

2 žlici. Sesekljan piment

½ kozarca belega kisa

½ skodelice rastlinskega olja

skodelico sladkorja

½ žličke Poper 1/2 žličke. sol

Metoda

Vzemite veliko skledo in zmešajte grah, koruzo in fižol. Dodajte zeleno, čebulo in čili ter mešanico dobro premešajte. Pridobite lonec. Dodamo vse ostale sestavine in zavremo. Neprestano mešajte, dokler se sladkor ne raztopi. Omako prelijemo čez zelenjavno mešanico. Skledo pokrijemo s pokrovom in pustimo čez noč v hladilniku. V hladilniku ga lahko hranite več dni. Postrežemo hladno.

imeti!

## *Pečena pisana koruzna solata*

sestavine

8 Sveža koruza v lupini 1 Na kocke narezana rdeča paprika

1 zelena paprika, narezana na kocke

1 rdeča čebula, sesekljana

1 skodelica sesekljanega svežega cilantra

½ skodelice oljčnega olja

4 stroki česna, strti in sesekljani

3 limete

1 čajna žlička. beli sladkor

Sol in poper po okusu

1 žlica. pikantna omaka

Metoda

Vzemite velik lonec in vanj položite koruzo. Zalijemo z vodo in namočimo koruzo 15 minut. Odstranite svile iz koruznih lupin in jih postavite na stran. Vzemite žar in ga segrejte na visoko temperaturo. Koruzo položimo na žar in kuhamo 20 minut. Občasno jih obrnite. Pustite, da se ohladi in zavrzite kože. Vzemite mešalnik in vanj vlijte oljčno olje, limetin sok, vročo omako in zavrtite. Dodamo koriander, česen, sladkor, sol in poper. Mešajte do gladkega. Potresemo s koruzo. Postrezite takoj.

imeti!

## *Kremna kumara*

sestavine

3 kumare, olupljene in na tanke rezine narezane

1 čebula, narezana

2 skodelici vode

¾ skodelice težke smetane za stepanje

¼ skodelice jabolčnega kisa

Sesekljan svež peteršilj, po želji

skodelico sladkorja

½ žličke sol

Metoda

Kumari in čebuli dodajte vodo in sol ter pustite, da se namakajo vsaj 1 uro.

Odlijemo odvečno vodo. V skledi stepemo smetano in kis do gladkega.

Dodamo vložene kumare in čebulo. Dobro premešajte, da se enakomerno prekrije. Hladimo za nekaj ur. Pred serviranjem potresemo s peteršiljem.

imeti!

## *Solata iz mariniranih gob in paradižnika*

sestavine

12 oz češnjevih paradižnikov, prepolovljenih

1 paket svežih gob

2 narezani zeleni čebuli

skodelico balzamičnega kisa

1/3 skodelice rastlinskega rastlinskega olja

1 ½ čajne žličke. beli sladkor

½ žličke Mleti črni poper

½ žličke sol

½ skodelice sesekljane sveže bazilike

Metoda

Balzamični kis, olje, poper, sol in sladkor v skledi stepemo do gladkega.

Vzemite drugo večjo skledo in zmešajte paradižnik, čebulo, gobe in baziliko.

Dobro vrzi. Dodamo začimbe in enakomerno razporedimo zelenjavo. Skledo pokrijemo in postavimo v hladilnik za 3-5 ur. Postrežemo hladno.

imeti!

## *Fižolova solata*

sestavine

1 pločevinka pinto fižola, opranega in odcejenega

1 pločevinka čičerike, oprane in odcejene

1 pločevinka stročjega fižola

1 pločevinka odcejenega fižola

¼ skodelice zelenega popra Julienne

8 zelenih čebul, narezanih

½ skodelice jabolčnega kisa

skodelico repičnega olja

skodelico sladkorja

½ žličke sol

Metoda

Zmešajte fižol v veliki skledi. Fižolu dodajte zeleno papriko in čebulo. V kozarcu s pokrovom stepemo jabolčni kis, sladkor, olje in sol, da dobimo gladko omako. Pustimo, da se sladkor popolnoma raztopi v omaki. Prelijemo s fižolovo mešanico in dobro premešamo. Mešanico pokrijte in čez noč postavite v hladilnik.

imeti!

## *Pesna solata s česnom*

sestavine

6 pese, kuhane, olupljene in narezane

3 žlice. Olivno olje

2 žlici. rdeči vinski kis

2 stroka česna

Solimo po okusu

Rezine zelene čebule, nekaj za okras

Metoda

Vse sestavine združite v skledo in dobro premešajte. Postrezite takoj.

imeti!

## *Vložena koruza*

sestavine

1 skodelica zamrznjene koruze

2 tanko narezani zeleni čebuli

1 žlica. Sesekljan zeleni poper

1 list zelene solate, po želji

¼ skodelice majoneze

2 žlici. Limonin sok

čajna žlička. Mleta gorčica

čajna žlička. sladkor

1-2 ščepca sveže mletega popra

Metoda

V veliki skledi zmešajte majonezo z limoninim sokom, gorčico v prahu in sladkorjem. Stepajte do zelo gladkega. Dodajte koruzo, zeleno papriko, čebulo v majonezo. Mešanico začinimo s soljo in poprom. Pokrijte in pustite v hladilniku čez noč ali vsaj 4-5 ur. Pred serviranjem krožnik obložimo s solato in nanjo položimo solato.

imeti!

## *Grahova solata*

sestavine

8 rezin slanine

1 paket zamrznjenega graha, odmrznjenega in odcejenega

½ skodelice sesekljane zelene

½ skodelice sesekljane zelene čebule

2/3 skodelice kisle smetane

1 skodelica sesekljanih indijskih oreščkov

Sol in poper po okusu

Metoda

Slanino damo v večjo ponev in jo na zmernem ognju pražimo tako dolgo, da obe strani zlato porjavi. S papirnato brisačo odcedimo odvečno olje in slanino zdrobimo. Pusti na stran. V srednji skledi zmešajte zeleno, grah, čebulo in kislo smetano. Z nežno roko dobro premešajte. Indijske oreščke in slanino dodajte solati tik pred serviranjem. Postrezite takoj.

imeti!

## *Repa solata*

sestavine

¼ skodelice sladke rdeče paprike, sesekljane

4 skodelice sesekljane olupljene repe

¼ skodelice zelene čebule

¼ skodelice majoneze

1 žlica. Kis

2 žlici. sladkor

čajna žlička. Poper

čajna žlička. sol

Metoda

Pridobite skledo. Primešamo čili, čebulo in premešamo. Vzemite drugo posodo za pripravo omake. Zmešajte majonezo, kis, sladkor, sol in poper ter dobro premešajte. Mešanico prelijemo čez zelenjavo in dobro premešamo. Vzemite repo v skledo, dodajte to mešanico repi in dobro premešajte. Zelenjavo hladite čez noč ali nekaj ur. Dodajte marinado za več okusa. Postrežemo hladno.

imeti!

## *Solata iz jabolk in avokada*

sestavine

1 paket baby green

¼ skodelice rdeče čebule, sesekljane

½ skodelice sesekljanih orehov

1/3 dl zdrobljenega modrega sira

2 žlički limonine lupinice

1 jabolko, olupljeno, očiščeno in narezano na rezine

1 avokado, olupljen, izkoščičen in narezan na kocke

4 mandarine, ožete

½ llmone, stisnjene

1 strok česna

2 žlici. Oljčno olje Sol po okusu

Metoda

V skledi zmešajte zelenjavo, oreščke, rdečo čebulo, modri sir in limonino lupinico. Zmes dobro premešamo. Mandarinin sok, limonino lupinico, limonin sok, mlet česen, olivno olje močno stepemo. Mešanico posolimo. Prelijemo po solati in premešamo. V skledo dodajte jabolko in avokado ter premešajte, tik preden solato postrežete.

imeti!

## Solata iz koruze, fižola in čebule

sestavine

1 pločevinka cele koruze, oprane in odcejene

1 pločevinka opranega in odcejenega graha

1 pločevinka stročjega fižola, odcejena

1 kozarec Pimientos, odcejen

1 skodelica sesekljane zelene

1 čebula, sesekljana

1 zelena paprika, sesekljana

1 skodelica sladkorja

½ skodelice jabolčnega kisa

½ skodelice olja oljne repice

1 čajna žlička. sol

½ žličke Poper

Metoda

Vzemite veliko skledo za solato in skupaj zmešajte čebulo, zeleno papriko in zeleno. Pusti na stran. Vzamemo lonec in vanj stresemo kis, olje, sladkor, sol in poper ter zavremo. Odstranite z ognja in pustite, da se mešanica ohladi. Potresemo po zelenjavi in dobro premešamo, da se zelenjava enakomerno obloži. Ohladite za nekaj ur ali čez noč. Postrežemo hladno.

imeti!

## *Italijanska zelenjavna solata*

sestavine

1 pločevinka srčkov artičok, odcejenih in na četrtine narezanih

5 skodelic rimske solate, oprane, posušene in narezane

1 na trakove narezana rdeča paprika

1 korenček 1 rdeča čebula na tanke rezine

skodelico črnih oliv

skodelica zelenih oliv

½ kumare

2 žlici. Nariban rimski sir

1 čajna žlička. Svež sesekljan timijan

½ skodelice olja oljne repice

1/3 skodelice pehtranovega kisa

1 žlica. beli sladkor

½ žličke Gorčični prah

2 mleta stroka česna

Metoda

Vzemite srednje veliko posodo s tesno prilegajočim pokrovom. Dodajte repično olje, kis, posušeno gorčico, sladkor, timijan in česen. Pokrijte skledo in močno stepajte, dokler ni gladka. Zmes vlijemo v skledo in dodamo srčke artičok. Ohladite in pustite čez noč marinirati. Vzemite veliko skledo in zmešajte solato, korenček, papriko, rdečo čebulo, olive, kumare in sir. Rahlo pretresite. Solimo in popramo po okusu. Zmešajte z artičokami. Pustite marinirati štiri ure. Postrežemo hladno.

imeti!

## *Morska solata*

sestavine

1 paket tricolor testenin

3 stebla zelene

1 kg imitacije rakovega mesa

1 skodelica zamrznjenega graha

1 skodelica majoneze

½ žlice. beli sladkor

2 žlici. beli kis

3 žlice. mleko

1 čajna žlička. sol

čajna žlička. Mleti črni poper

Metoda

V loncu zavremo vodo z veliko soli, dodamo testenine in jih kuhamo 10 minut. Ko testenine zavrejo dodamo grah in rakovo meso. V večji skledi zmešamo ostale omenjene sestavine in pustimo malo počivati. Zmešajte grah, rakovo meso in testenine. Postrezite takoj.

imeti!

## *Zelenjavna solata na žaru*

sestavine

1 kg svežih narezanih špargljev

2 bučki po dolgem prepolovite in na koncu prerežite

2 rumeni bučki

1 velika narezana rdeča čebula

2 rdeči papriki, prepolovljeni in brez semen.

½ skodelice ekstra deviškega oljčnega olja

kozarec rdečega vinskega kisa

1 žlica. Dijonska gorčica

1 strok česna

Sol in mleti črni poper po okusu

Metoda

Zelenjavo segrevajte in pecite na žaru 15 minut, nato zelenjavo odstranite z žara in jo narežite na majhne koščke. Dodamo še ostale sestavine in solato premešamo, da se vse začimbe dobro premešajo. Postrezite takoj.

imeti!

## *Okusna poletna koruzna solata*

sestavine

6 olupljenih in popolnoma čistih klasov

3 velike paradižnike narezane na koščke

1 velika čebula, sesekljana

¼ skodelice sesekljane sveže bazilike

skodelico oljčnega olja

2 žlici. beli kis

Sol in poper

Metoda

Vzemite velik lonec, dodajte vodo in sol ter zavrite. V vreli vodi skuhamo koruzo, ki ji dodamo vse naštete sestavine. Zmes dobro premešamo in postavimo v hladilnik. Postrežemo hladno.

imeti!!

## Hrustljava grahova solata s karamelo

sestavine

8 rezin slanine

1 paket liofiliziranega graha

½ skodelice sesekljane zelene

½ skodelice sesekljane zelene čebule

2/3 skodelice kisle smetane

1 skodelica sesekljanih indijskih oreščkov

Sol in poper po vašem okusu

Metoda

V ponvi na zmernem ognju prepražimo slanino do zlato rjave barve. V skledi zmešajte ostale sestavine razen indijskih oreščkov. Na koncu mešanici dodamo še slanino in indijske oreščke. Dobro premešamo in takoj postrežemo.

imeti!

## Čarobna solata iz črnega fižola

sestavine

1 pločevinka opranega in odcejenega črnega fižola

2 pločevinki posušenega koruznega škroba

8 sesekljane zelene čebule

2 jalapeno papriki, brez semen in nasekljani

1 sesekljana zelena paprika

1 avokado, olupljen, izkoščičen in narezan na kocke.

1 kozarec paprike plus

3 paradižnike brez semen in narezane na koščke

1 skodelica sesekljanega svežega cilantra

1 stisnjena limeta

½ skodelice italijanskega solatnega preliva

½ žličke začinjena česnova sol

Metoda

Vzemite veliko skledo in vanjo dajte vse sestavine. Dobro premešamo, da se dobro premeša. Postrezite takoj.

imeti!

## *Zelo dobra grška solata*

sestavine

3 velike zrele paradižnike narezane na koščke

2 olupljeni in narezani kumari

1 majhna rdeča čebula, sesekljana

skodelico oljčnega olja

4 čajne žličke limoninega soka

½ žličke posušen origano

Sol in poper po okusu

1 skodelica zdrobljenega feta sira

6 grških črnih oliv, izkoščičenih in narezanih

Metoda

Vzemite srednje veliko skledo in dobro premešajte paradižnike, kumare in čebulo ter pustite mešanico stati pet minut. V zmes stresemo olje, limonin sok, origano, sol, poper, feto in olive. Odstranite iz pečice in takoj postrezite.

imeti!!

# Čudovita tajska kumarična solata

sestavine

3 velike olupljene kumare, narezane na ¼-palčne rezine in brez semen

1 žlica. sol

½ skodelice belega sladkorja

½ kozarca riževega kisa

2 sesekljani jalapeno papriki

¼ skodelice sesekljanega cilantra

½ skodelice sesekljanih arašidov

Metoda

Vse sestavine združite v veliko skledo in dobro premešajte. Začinimo po okusu in postrežemo hladno.

imeti!

## *Beljakovinsko bogata solata iz paradižnika in bazilike*

sestavine

4 veliki zreli narezani paradižniki

1 kilogram sveže narezane mocarele

1/3 skodelice sveže bazilike

3 žlice. ekstra deviško olivno olje

Drobna morska sol

Sveže mleti črni poper

Metoda

Na krožniku izmenoma polagamo rezine paradižnika in mocarele eno na drugo. Na koncu jih potresemo z oljčnim oljem, fino morsko soljo in poprom. Postrezite sveže, začinjene z lističi bazilike.

imeti!

## *Hitra solata iz avokada in kumar*

sestavine

2 srednji kumari, narezani na kocke

2 kocki avokada

4 žlice. sesekljan svež koriander

1 strok česna

2 žlici. sesekljano zeleno čebulo

čajna žlička. sol

Črni poper

velika limona

1 limeta

Metoda

Vzemite kumare, avokado in koriander ter dobro premešajte. Na koncu dodamo poper, limono, limeto, čebulo in česen. Vrzi v desno. Postrezite takoj.

imeti!

## *Ječmenova solata s paradižnikom in feto*

sestavine

1 skodelica surovih ječmenovih testenin

skodelico izkoščičenih zelenih oliv

1 skodelica na kocke narezane fete

3 žlice. Sesekljan svež presley

1 zrel paradižnik, sesekljan

skodelica ekstra deviškega oljčnega olja

skodelico limoninega soka

Sol in poper

Metoda

Ječmen skuhamo po navodilih proizvajalca. Vzemite skledo in dobro premešajte ječmen, olive, peteršilj, koper in paradižnik. Na koncu začinimo s soljo in poprom ter dodamo feta sir. Postrezite takoj.

imeti!

## *Angleška solata iz kumar in paradižnika*

sestavine

8 paradižnikov Roman ali Datterino

1 angleška kumara, olupljena in narezana na kocke

1 skodelica jicama, olupljena in sesekljana

1 majhna rumena paprika

½ skodelice narezane rdeče čebule

3 žlice. Limonin sok

3 žlice. ekstra deviško olivno olje

1 žlica. Posušen peteršilj

1-2 ščepca popra

Metoda

V skledi zmešajte paradižnik, papriko, kumare, jicama in rdečo čebulo.

Dobro vrzi. Prelijemo z oljčnim oljem, limoninim sokom in zmes pokrijemo.

Potresemo s peteršiljem in premešamo. Začinite jo s soljo in poprom.

Postrezite takoj ali hladno.

imeti!

# Babičina solata iz jajčevcev

sestavine

1 jajčevec

4 kocke narezanih paradižnikov

3 jajca, trdo kuhana, narezana na kocke

1 čebula, sesekljana

½ skodelice francoskega solatnega preliva

½ žličke Poper

Sol za začimbe, neobvezno

Metoda

Jajčevce operemo in po dolžini prerežemo na pol. Vzamemo pekač in ga namastimo z olivnim oljem. Jajčevce položimo v pomaščen pekač s prerezom navzdol. Pecite 30-40 minut pri 350 stopinjah F. Odstranite in pustite, da se ohladi. Jajčevce olupimo. Narežemo jih na majhne kocke. Vzemite veliko skledo in vanjo preložite jajčevce. Dodamo čebulo, paradižnik, jajca, začimbe, poper in sol. Dobro vrzi. Zamrznite za vsaj 1 uro v hladilniku in postrezite.

imeti!

## *Solata s korenčkom, slanino in brokolijem*

sestavine

2 glavi svežega brokolija, nasekljanega

½ kilograma slanine

1 šopek zelene čebule, sesekljane

½ skodelice sesekljanega korenja

½ skodelice rozin, neobvezno

1 skodelica majoneze

½ skodelice destiliranega belega kisa

1-2 ščepca popra

Solimo po okusu

Metoda

Slanino prepražimo v veliki globoki ponvi na zmernem ognju do zlato rjave barve. Odcedimo in zdrobimo. V veliki skledi zmešajte brokoli, zeleno čebulo, korenček in slanino. Solimo in popramo. Začni pravilno. Vzemite majhno posodo ali skledo in dodajte majonezo in kis ter stepite. Omako prenesite v zelenjavno mešanico. Zelenjavo z nežno roko začinimo. Ohladite vsaj 1 uro in postrezite.

imeti!

# *Kumarično-paradižnikova solata s kislo smetano*

sestavine

3-4 kumare, olupljene in narezane

2 lista solate, za okras, po želji

5-7 rezin paradižnika,

1 čebula narezana na tanke kolobarje

1 žlica. Sesekljan drobnjak

½ skodelice kisle smetane

2 žlici. beli kis

½ žličke semena kopra

čajna žlička. Poper

ščepec sladkorja

1 čajna žlička. sol

Metoda

Rezine kumar damo v skledo in jih po vrhu potresemo s soljo. Marinirajte 3-4 ure v hladilniku. Odstranite kumaro in jo operite. Odcedite vso tekočino in jo preložite v veliko solatno skledo. Dodamo čebulo in odstavimo. Vzemite majhno skledo in zmešajte kis, kislo smetano, drobnjak, semena kopra, poper in sladkor. Zmes stepemo in z njo prelijemo kumarično mešanico. Rahlo pretresite. Solato in paradižnik dobro razporedimo po krožniku. Postrezite takoj.

imeti!

# Tortelini solata s paradižnikom

sestavine

1 kg tortelinov

3 olupljene paradižnike, prepolovljene

3 oz trde salame, narezane na kocke

2/3 skodelice narezane zelene

¼ skodelice narezanih črnih oliv

½ skodelice rdeče paprike

1 žlica. Rdeča čebula, sesekljana

1 žlica. Paradižnikova mezga

1 strok česna

3 žlice. rdeči vinski kis

3 žlice. Balzamični kis

2 žlički dijonske gorčice

1 čajna žlička. srček

1/3 skodelice olivnega olja

1/3 skodelice rastlinskega rastlinskega olja

¾ skodelice naribanega provolona

¼ skodelice sesekljanega svežega peteršilja

1 čajna žlička. Svež sesekljan rožmarin

1 žlica. Limonin sok

Poper in sol po okusu

*Metoda*

Testenine skuhamo po navodilih na embalaži. Prelijemo s hladno vodo in odcedimo. Pusti na stran. Paradižnik popečemo na žaru, dokler lupina delno ne potemni. Sedaj predelajte paradižnik v mešalniku. Dodamo paradižnikovo mezgo, kis, česen, med in gorčico ter ponovno premešamo. Postopoma dodajte oljčno olje in rastlinsko olje ter stepajte do gladkega. Solimo in popramo. Testenine zmešajte v skledi z vso zelenjavo, zelišči, salamo in limoninim sokom. Prilijemo omako in dobro premešamo. Postrezite.

imeti!

## *Brokoli in slanina v majonezni omaki*

sestavine

1 šop brokolija, narezanega na cvetove

½ majhne rdeče čebule, sesekljane

1 skodelica naribane mocarele

8 trakov slanine, kuhane in zdrobljene

½ skodelice majoneze

1 žlica. beli kis

skodelico sladkorja

Metoda

V veliko solatno skledo dajte brokoli, kuhano slanino, čebulo in sir. Mešajte z nežno roko. Pokrijte in postavite na stran. V majhni skledi zmešajte majonezo, kis in sladkor. Neprestano mešajte, dokler se sladkor ne raztopi in nastane gladka zmes. Omako prelijemo čez mešanico brokolija in enakomerno porazdelimo. Postrezite takoj.

imeti!

# *Piščančja solata s kumarično kremo*

sestavine

2 pločevinki piščančjih nuggets, odcejenega soka

1 skodelica zelenega grozdja brez pečk, prerezanega na pol

½ skodelice sesekljanih pekanov ali mandljev

½ skodelice sesekljane zelene

1 pločevinka odcejenih mandarin

¾ skodelice kremnega kumaričnega solatnega preliva

Metoda

Vzemite veliko, globoko skledo za solato. Prenesite svojo izbiro piščanca, zelene, grozdja, pomaranč in pekanov ali mandljev. Rahlo pretresite. Dodajte kumarični solatni preliv. Mešanico piščanca in zelenjave enakomerno premažite s smetanovo omako. Postrezite takoj.

imeti!

## *Zelenjava s hrenovo omako*

sestavine

¾ skodelice cvetov cvetače

skodelico kumar

¼ skodelice sesekljanega paradižnika s semeni

2 žlici. Narezane redkvice

1 žlica. Narezana zelena čebula

2 žlici. Zeleno narežemo na kocke

¼ skodelice na kocke narezanega ameriškega sira

Za omako:

2 žlici. majoneza

1-2 žlici. sladkor

1 žlica. Hren je pripravljen

1/8 žličke Poper

čajna žlička. sol

Metoda

V veliki skledi zmešajte cvetačo, kumare, paradižnik, zeleno, redkev, zeleno čebulo in sir. Pusti na stran. Vzemite majhno skledo. Mešajte majonezo, sladkor, hren, dokler se sladkor ne raztopi in nastane homogena zmes.

Omako prelijemo čez zelenjavo in dobro premešamo. Hladimo 1-2 uri.

Postrežemo hladno.

imeti!

## *Solata iz sladkega graha in testenin*

sestavine

1 skodelica makaronov

2 skodelici zamrznjenega graha

3 jajca

3 zelene čebule, sesekljane

2 stebli zelene, sesekljani

¼ skodelice Ranch solatnega preliva

1 čajna žlička. beli sladkor

2 žlički belega kisa

2 sladki kumarici

1 skodelica naribanega čedar sira

¼ sveže mletega črnega popra

Metoda

Testenine skuhamo v vreli vodi. Dodajte mu ščepec soli. Ko je končano, sperite s hladno vodo in odcedite. Vzemite lonec in ga napolnite s hladno vodo. Dodamo jajca in segrevamo do vrenja. Odstranite z ognja in pokrijte. Jajca pustimo počivati v topli vodi 10-15 minut. Jajca vzamemo iz tople vode in pustimo, da se ohladijo. Olupite kožo in jo sesekljajte. Vzemite majhno skledo in zmešajte solatni preliv, kis in sladkor. Dobro premešamo in začinimo s soljo in sveže mletim črnim poprom. Zmešajte testenine, jajca, zelenjavo in sir. Prilijemo omako in premešamo. Postrežemo hladno.

imeti!

## *Pisana feferoni solata*

sestavine

1 zelena paprika, julien

1 sladka rumena paprika, julien

1 sladka rdeča paprika, julien

1 vijolična paprika, julien

1 rdeča čebula, narezana na trakove julienne

1/3 skodelice kisa

skodelico repičnega olja

1 žlica. sladkor

1 žlica. Sveža sesekljana bazilika

čajna žlička. sol

ščepec popra

Metoda

Vzemite veliko skledo in zmešajte vse paprike ter dobro premešajte. Dodamo čebulo in ponovno premešamo. Vzemite drugo skledo in dodajte ostale sestavine ter mešanico močno premešajte. Omako prelijemo čez mešanico paprike in čebule. Dobro premešamo, da se zelenjava prekrije. Mešanico pokrijte in čez noč postavite v hladilnik. Postrežemo hladno.

imeti!

## Solata s piščancem, sušenimi paradižniki in pinjolami s sirom

sestavine

1 kocke italijanskega kruha

8 piščancev na žaru

½ skodelice pinjol

1 skodelica posušenih paradižnikov

4 zelene čebule, narezane na 1/2 inčne kose

2 paketa mešane solate

3 žlice. ekstra deviško olivno olje

½ žličke sol

½ žličke Sveže mleti črni poper

1 čajna žlička. Česen v prahu

8 unč feta sira, zdrobljenega

1 skodelica balzamičnega vinaigreta

Metoda

Zmešajte italijanski kruh in oljčno olje. Začinimo s soljo, česnom v prahu in soljo. Zmes položite v eno plast v pomaščen pekač velikosti 9 x 13 palcev. Položimo ga na segret žar in pečemo, dokler ne porjavi in se zapeče. Odstranite iz pečice in pustite, da se ohladi. Pinjole naložite v ponev in jih položite na spodnjo rešetko brojlerjev ter nežno popečete. V manjšo skledo nalijemo vrelo vodo in potopimo posušene paradižnike do mehkega. Paradižnik narežemo. V solatni skledi zmešamo vso zeleno zelenjavo; dodajte paradižnik, pinjole, krutone, piščanca na žaru, vinaigrette in sir. Dobro vrzi. Postrezite.

imeti!

## *Mocarela in paradižnikova solata*

sestavine

¼ kozarca rdečega vinskega kisa

1 strok česna

2/3 skodelice oljčnega olja Olive

1 liter razpolovljenih češnjevih paradižnikov

1 ½ skodelice pololupljene mocarele, narezane na kocke

¼ skodelice sesekljane čebule

3 žlice. Sveža sesekljana bazilika

Popramo po okusu

½ žličke sol

Metoda

Vzemite majhno skledo. Dodamo kis, sesekljan česen, sol in poper ter mešamo, dokler se sol ne raztopi. Dodamo olje in zmes stepamo do gladkega. V veliko skledo dodajte paradižnik, sir, čebulo, baziliko in nežno premešajte. Dodamo omako in dobro premešamo. Skledo pokrijemo in postavimo v hladilnik za 1-2 uri. Občasno premešamo. Postrežemo hladno.

imeti!

## *Pikantna solata iz bučk*

sestavine

1 ½ žlice. sezamovo seme

¼ skodelice piščančje juhe

3 žlice. Miso pasta

2 žlici. Sojina omaka

1 žlica. Rižev kis

1 žlica. Sok limete

½ žličke Tajska čili omaka

2 žlički rjavega sladkorja

½ skodelice sesekljane zelene čebule

¼ skodelice sesekljanega cilantra

6 bučk, julien

2 Nori lista narezana na tanke rezine

2 žlici. narezani mandlji

Metoda

Sezamova semena damo v ponev in jih postavimo na srednji ogenj. Pustite vreti 5 minut. Neprestano mešajte. Rahlo popečemo. V skledi zmešajte piščančjo juho, sojino omako, miso pasto, rižev kis, limetin sok, rjavi sladkor, čili omako, zeleno čebulo in koriander ter premešajte. V veliki solatni skledi zmešamo bučke in začimbe, da se enakomerno začinijo. Bučke okrasimo s popečenimi sezamovimi semeni, mandlji in nori. Postrezite takoj.

imeti!

## *Paradižnikovo-špargljeva solata*

sestavine

1 funt svežih špargljev, narezanih na 1-palčne kose

4 paradižnike narezane na rezine

3 skodelice svežih gob, narezanih

1 zelena paprika, julien

¼ skodelice rastlinskega olja

2 žlici. jabolčni kis

1 strok česna

1 čajna žlička. Posušeni listi pelina

čajna žlička. Čili omaka

čajna žlička. sol

čajna žlička. Poper

Metoda

V lonec nalijemo malo vode in kuhamo šparglje, dokler niso hrustljavi in mehki, približno 4-5 minut. Odcedite in pustite na strani. V veliki skledi za solato zmešajte gobe s paradižnikom in zeleno papriko. Preostale sestavine zmešajte v drugi skledi. V omako dodamo zelenjavno mešanico. Dobro premešamo, pokrijemo in postavimo v hladilnik za 2-3 ure. Postrezite.

imeti!

## *Kumarična solata z meto, čebulo in paradižnikom*

sestavine

2 kumari po dolžini prepolovite, odstranite semena in narežite na rezine

2/3 skodelice grobo sesekljane rdeče čebule

3 paradižniki, brez semen in grobo narezani

½ skodelice sesekljanih listov sveže mete

1/3 skodelice rdečega vinskega kisa

1 žlica. granulirano sladilo brez kalorij

1 čajna žlička. sol

3 žlice. Olivno olje

ščepec popra

Solimo po okusu

Metoda

V veliki skledi zmešajte kumare, granulirano sladilo, kis in sol. Naj se namaka. Pustiti ga je treba na sobni temperaturi vsaj eno uro, da se marinira. Zmes občasno premešamo. Položite paradižnik, čebulo, sesekljano svežo meto. Dobro vrzi. Dodajte olje mešanici kumar. Mešajte, da se enakomerno porazdeli. Solimo in popramo po okusu. Postrežemo hladno.

imeti!

## *Adas Salatas*

(turška solata iz leče)

Sestavine:

2 skodelici leče, čiste

4 skodelice vode

skodelico oljčnega olja

1 čebula, narezana

2-3 stroki česna, narezani

2 žlički kumine v prahu

1-2 limoni, samo sok

1 šopek peteršilja, narezanega

Začinite s soljo in dodajte še po okusu

2 paradižnika, narezana (neobvezno)

2 jajci, trdo kuhani in narezani (neobvezno)

Črne olive, po želji

¼ skodelice feta mleka, po želji, zdrobljenega ali narezanega

Metoda

V velik lonec dodajte fižol in vodo ter na zmernem ognju zavrite. Zmanjšajte ogenj, pustite in pripravite. Ne prekuhajte. Odcedite in sperite s hladno vodo. V ponvi na zmernem ognju segrejte olivno olje. Dodajte rdečo čebulo in jo pražite, dokler ne postekleni. Dodamo strok česna in kumino ter pražimo še 1-2 minuti. Fižol položite na velik krožnik in dodajte rdečo čebulo, paradižnik in jajca. Zmešajte limonin sok, peteršilj, ojačevalec in sol. Postrezite sveže na vrhu sira.

imeti!

## *ajvar*

Sestavine:

3 srednje veliki jajčevci, po dolžini prepolovljeni

6-8 sladkih rdečih paprik

½ skodelice oljčnega olja

3 žlice. Sveže ustekleničen čisti ustekleničeni kis ali pomarančni sok

2-3 stroki česna, narezani

Začinite s soljo in dodajte še po okusu

Metoda

Pečico segrejte na 475 stopinj F. Jajčevce položite s prerezano stranjo navzdol na skrbno naoljen pekač in jih pecite, dokler kosi ne počrnijo in so jajčevci pečeni, približno 20 minut. Prenesite na velik krožnik in kuhajte na pari nekaj minut. Papriko položite na pekač in pecite v pečici, obračajte, dokler lupina ne počrni in paprika ni mehka, še približno 20 minut. Prestavite v drugo posodo in kuhajte na pari pod pokrovom nekaj minut. Ko se očiščena zelenjava ohladi, z velikim krožnikom ali mešalnikom odstranite meso jajčevca, preostale dele pa zavrzite. Papriko narežemo in dodamo jajčevcem. Jajčevce in papriko pretlačite v gladek pire s pretlačilom za krompir. ampak vseeno malo dolgočasno. Če uporabljate mešalnik, mešanico stepajte do želene gostote.

imeti!

# Bakdoonsiyyeh solata

Sestavine:

2 šopka italijanskega peteršilja, narezanega

Skodelica tahinija

¼ skodelice limoninega soka

Solimo po okusu

vodo

Metoda

V skledi zmešajte tahini, očistite svež pomarančni sok in sol do gladkega. Dodajte žlico. ali dve vodi toliko, da se naredi gosta omaka. Začinimo po okusu. Dodamo sesekljan peteršilj in premešamo. Postrezite takoj.

imeti!

## Rellena solata

Sestavine:

2 lbs rumene zelene Yukon zlata

½ skodelice olja

¼ skodelice sveže stisnjenega limetinega ali pomarančnega soka, čistega

2-3 kosi čilija Amarillo, po želji

Začinite s soljo in dodajte še po okusu

2 skodelici Nadev

2-3 kuhana jajca, narezana na rezine

6-8 izkoščičenih črnih oliv

metoda:

Zeleno damo v lonec z veliko slane vode. Zavremo in kuhamo zeleno, dokler ni mehka in pripravljena. Izogibati se. Zeleno pretlačite v pire s stiskalnikom za krompir ali pretlačite v pire z mešalnikom krompirja do gladkega.

Zmešajte olje, dodajte (če uporabljate) kalcijev mineral ali svež čisti pomarančni sok in sol po okusu. Obložite pekač za lazanjo. Na dno krožnika razporedite 50 % zelene in namažite. Na enak način namažite svoj najljubši nadev po zeleni. Na enak način razporedimo preostalo zeleno po nadevu.

Servirni krožnik postavite z glavo navzdol na rešetko. Z obema rokama enakomerno in enakomerno obračajte tako, da ohišje spustite na ploščo.

Korenino dekorativno okrasimo s trdo kuhanim jajcem in olivami ter po želji z začimbami.

imeti!

## Curtido solata

Sestavine:

½ glave zelja

1 olupljen in nariban korenček

1 skodelica fižola

4 skodelice vrele vode

3 narezane mlade čebule

½ skodelice belega jabolčnega kisa

½ skodelice vode

1 ščepec jalapeno ali serrano popra

½ žličke sol

Metoda

Zelenjavo in fižol razporedite v veliko toplotno odporno ponev. V lonec prilijemo vrelo vodo, da sta zelenjava in fižol pokrita, ter pustimo stati približno 5 minut. Odcedite v cedilu, da izteče čim več tekočine. Zelenjavo in fižol vrnemo v skledo in zmešamo z ostalimi sestavinami. Pustimo, da se strdi v hladilniku za par ur. Postrežemo hladno.

imeti!

## Gado Gado solata

sestavine

1 skodelica kuhanega zelenega fižola

2 korenčka, olupljena in narezana

1 skodelica zelenega fižola, narezanega na 2 cm, kuhanega na pari

2 krompirja, olupljena, kuhana in narezana

2 skodelici zelene solate

1 Kumare, olupljene, narezane na kolobarje

2-3 paradižnike narežemo na rezine

2-3 trdo kuhana jajca narezana na rezine

10-12 Krupuk, krekerji s kozicami

arašidovo omako

Metoda

Združite vse sestavine razen rimske solate in dobro premešajte. Solato postrežemo na pladnju iz zelene solate.

imeti!

## *Hobak Namulu*

sestavine

3 bučke Hobak ali bučke, prerezane na pol

2-3 stroki česna, mleti

1 čajna žlička. sladkor

sol

3 žlice. Sojina marinada

2 žlici. Praženo sezamovo olje

Metoda

V loncu kuhajte vodo na srednjem ognju. Dodamo kuhano in kuhamo približno 1 minuto. Odcedite in sperite s hladno vodo. Ponovno odcedite. Vse sestavine zmešamo in dobro premešamo. Postrezite vroče z izbranimi japonskimi prilogami in glavnim obrokom.

imeti!

## *Horiatiki solata*

sestavine

3-4 paradižniki, brez semen in narezani

1 kumaro olupite, odstranite semena in nasekljajte

1 rdeča čebula, narezana

½ skodelice oliv Kalamata

½ skodelice feta sira, sesekljanega ali zdrobljenega

½ skodelice oljčnega olja

skodelico jabolčnega kisa

1-2 stroka česna, nasekljana

1 čajna žlička. Origan

Posolimo in začinimo po okusu

Metoda

Svežo zelenjavo, olive in mlečne izdelke dajte skupaj na velik nereaktiven krožnik. V drugi posodi zmešamo olivno olje, jabolčni kis, strok česna, origano, začimbe in sol. Omako vlijemo v ponev s svežo zelenjavo in premešamo. Pustite marinirati pol ure in postrezite vroče.

imeti!

## Waldorfska piščančja solata

Sestavine:

Sol in poper

4,6 do 8 unč perutninske prsi brez kosti in kože, široke do 1 palca, težke, obrezane

½ skodelice majoneze

2 žlici. limonin sok

1 čajna žlička. Dijonska gorčica

½ žličke zmleta semena komarčka

2 stebli zelene, sesekljani

1 šalotka, sesekljana

1 Granny Smith olupljen, stržen, razpolovljen in narezan na 1-palčne kose

1/2 skodelice sesekljanih orehov

1 žlica. Narezan svež pehtran

1 čajna žlička. narezan svež timijan

Metoda

Raztopite 2 žlici. soli na 6 skodelic hladne vode v ponvi. Perutnino potopite v vodo. Lonec segrejemo nad vrelo vodo na 170 stopinj. Ugasnite ogenj in pustite počivati 15 minut. Perutnino vrnite na krožnik, obložen s papirnato brisačo. Hladite, dokler se perutnina ne ohladi, približno pol ure. Medtem ko se perutnina ohlaja, zmešajte majonezo, limonin sok, gorčico, mleti koromač in ¼ žličke. združite v velikem krožniku. Perutnino z gobami osušimo in narežemo na polcentimetrske kose. Perutnino vrnite na krožnik z mešanico majoneze. Dodajte ovsene kosmiče, šalotko, jabolčni sok, orehe, pehtran in timijan; pomešati. Ponev začinimo in po okusu solimo. Postrezite.

imeti!

www.ingramcontent.com/pod-product-compliance
Lightning Source LLC
Chambersburg PA
CBHW070413120526
44590CB00014B/1378